W0181167

Martina Tischer

Sieben Tage besser essen

MARTINA TISCHER

Sieben Tage besser essen

Das kreative Mitmach-Heft

KREUZ

© KREUZ VERLAG
in der Verlag Herder GmbH, Freiburg im Breisgau 2015
Alle Rechte vorbehalten
www.kreuz-verlag.de

Umschlagmotiv: © Max Krasnov/Fotolia
Umschlaggestaltung: agentur IDee

Innengestaltung und Satz: agentur IDee · www.agenturidee.de
Herstellung: Graspo, Zlín

Printed in the Czech Republic

ISBN 978-3-451-61291-6

Inhaltsverzeichnis

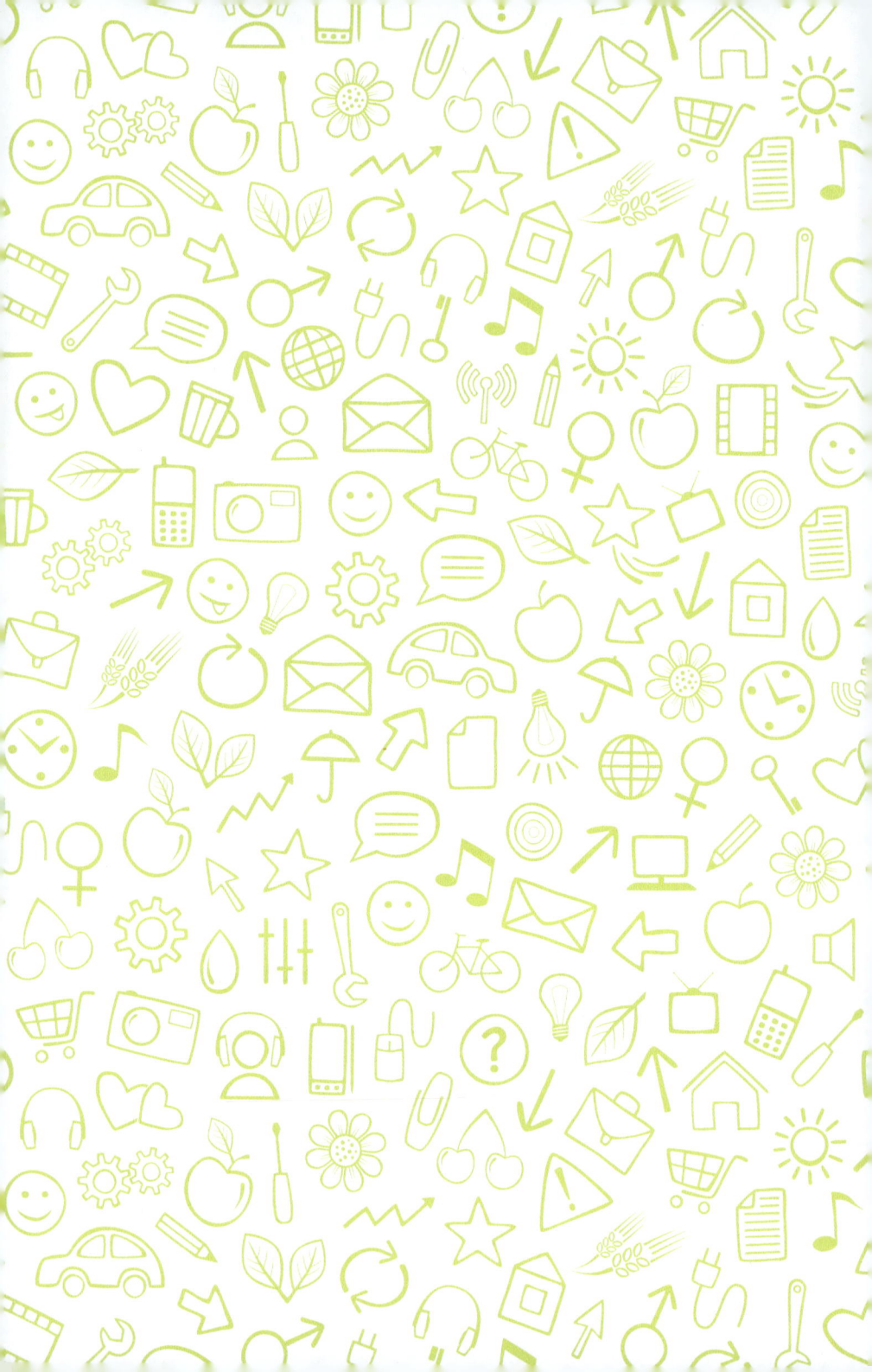

Vorwort

Mit diesem Mitmach-Heft halten Sie ein wertvolles Werkzeug in der Hand, wie Sie in sieben Tagen Ihre Ernährung verbessern können. Vielleicht werden Sie in dieser kurzen Zeit keine fünf Kilo abnehmen, wie es einschlägige Diät-ratgeber versprechen mögen – aber Sie werden auf jeden Fall Impulse für mehr Leichtigkeit und Lebensfreude erhalten. Jeder Tag beschäftigt sich mit einem anderen Aspekt des Essens. Von der Wahl der richtigen Lebensmittel über ein gesundes Essverhalten bis hin zum Genuss ist alles in diesen sieben Kapiteln enthalten. Aufgelockert mit Mitmach-Übungen und Meditationen wird Ihnen die gewünschte Veränderung ganz leichtfallen.

„Sieben Tage besser essen" ist ein Wegweiser
zu mehr Gesundheit und Freude am Essen.

Lassen Sie es Ihr ständiger Ratgeber sein,
auch über diese sieben Tage hinaus!

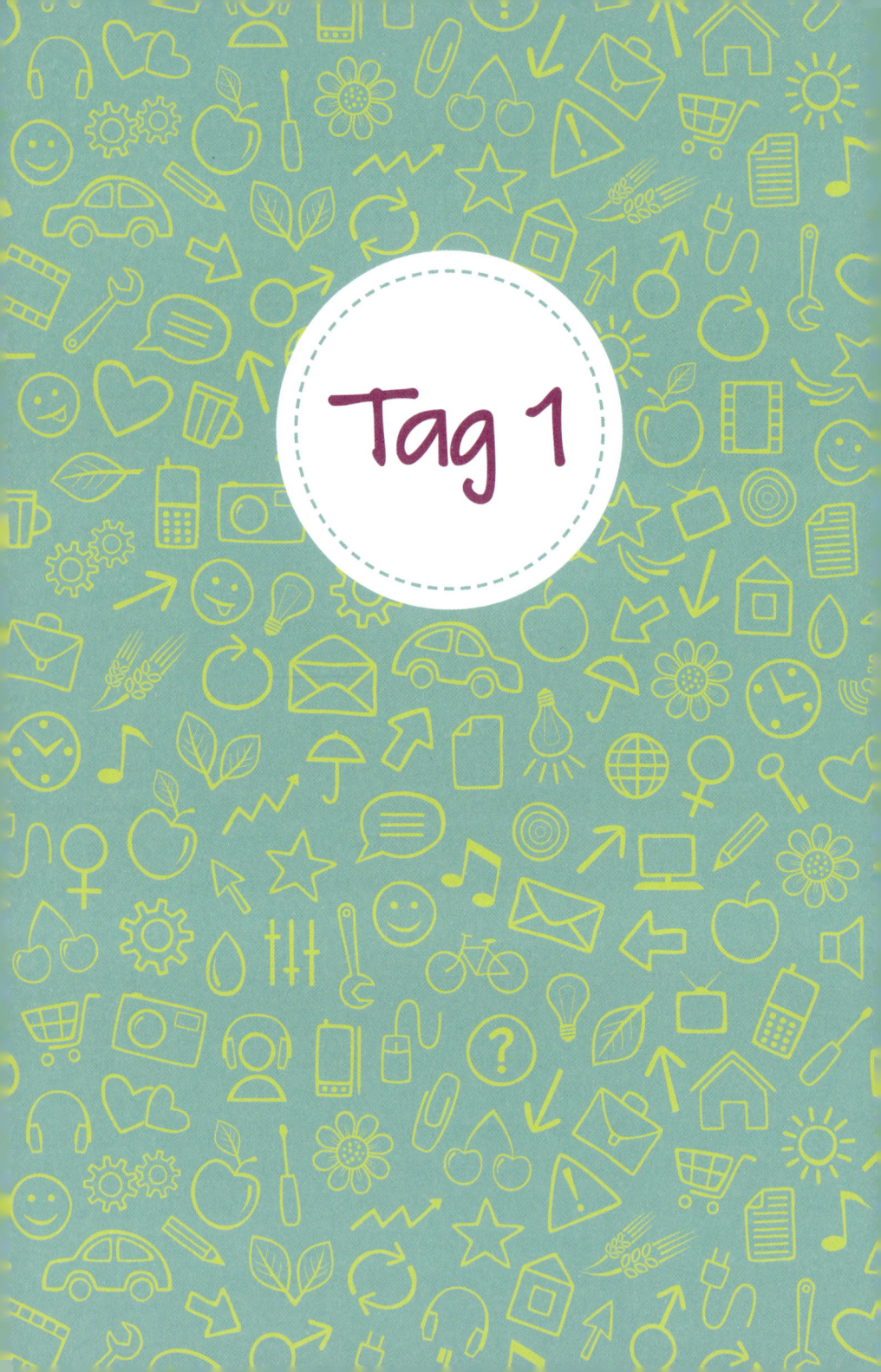

Tag 1

Essen für Gesundheit und Vitalität

Ernährung ist wichtig! Unser Körper braucht rund um die Uhr Energie, die er aus der täglichen Nahrung gewinnt. Essen ist also der Treibstoff, der uns durch den Tag und durch das Leben bringt.

Gesundes Essen soll Spaß machen, uns Kraft, Genuss und Freude bringen.

„Eure Lebensmittel sollen eure Heilmittel sein."

Hippokrates

Bei vielen von uns ist die Ernährung jedoch zu einem komplizierten Vorgang geworden. Wir wissen nicht mehr, was gesund ist, und lassen uns verunsichern. Wir halten Diäten, die uns nur schlechte Laune bringen und letztendlich doch scheitern. Wir warten auf die magische Pille oder den perfekten Ernährungsplan.

Doch all das gibt es nicht, denn Ernährung ist individuell. Eine gesunde Ernährung kann durchaus für jeden anders aussehen. Wichtig ist immer, dass uns das, was wir essen, dabei unterstützt, gesund und vital zu bleiben.

MORGENIMPULS: Nehmen Sie sich heute die Zeit und bleiben Sie nach dem Wachwerden einige Minuten im Bett liegen. Stellen Sie sich folgende Fragen und achten Sie auf die Antworten, die hochkommen:

🌀 Welche Rolle spielt Essen in meinem Leben?

_____

_____

_____

🌀 Welchen Stellenwert hat eine gesunde Ernährung für mich?

_____

_____

_____

🌀 Esse ich, um Energie zu tanken und um gesund und vital zu bleiben?

_____

_____

_____

🌀 Bin ich mit meiner Ernährungsweise und meinem Essverhalten ganz zufrieden?

_____

_____

_____

Notieren Sie, was Ihnen zu den Fragen durch den Kopf geht. Doch bewerten Sie nicht. Machen Sie sich keine Vorwürfe und haben Sie kein schlechtes Gewissen, weil Ihre Ernährung in der Vergangenheit nicht immer vorbildlich war. Sie können sich entscheiden, ab jetzt besser zu essen.

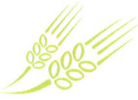

Heute entscheide ich mich für eine Ernährungsweise,
die mir Gesundheit, Kraft und Energie bringt!

Das Frühstück – mit Power in den Tag:

- Worauf haben Sie Lust? Welches Essen nährt Sie und bringt Ihnen Energie für den ganzen Vormittag?
- Vielleicht brauchen Sie nur eine Kleinigkeit wie eine Tasse Tee und eine Schnitte Schwarzbrot mit Butter und etwas Honig? Oder ziehen Sie ein kräftiges Frühstück vor?
- Essen Sie lieber Müsli mit Obst oder ein warmes Getreidefrühstück?
- Trinken Sie gerne eine Tasse Kaffee?
- Hätten Sie Lust auf ein weiches Ei?

Essen Sie nicht das, was Sie essen „sollten", weil es gesund ist oder weil Sie es immer gegessen haben. Experimentieren Sie. Lassen Sie jegliches schlechte Gewissen außen vor und essen Sie mit Gusto ihr ausgewähltes Frühstück. Nehmen Sie sich Zeit dafür. Machen Sie sich Notizen, wie Sie sich während und nach dem Frühstück fühlen.

Mein Ernährungstagebuch

So habe ich mich vor dem Frühstück gefühlt:

So fühle ich mich nach dem Frühstück:

Ich bin erfüllt von Energie und Lebenskraft!

Unser Energiebedarf

Wir brauchen Energie, damit unser Herz schlägt, unsere Körpertemperatur konstant gehalten wird, für unsere Verdauung und alle anderen Vorgänge im Körper. Zusätzlich zu diesem Grundumsatz müssen wir noch Energie aufnehmen, die wir für unsere Arbeit, für Freizeitaktivitäten und Sport benötigen. Sind wir sehr aktiv, brauchen wir mehr Energie, als wenn wir den Tag überwiegend sitzend verbringen.

- Wie hoch ist mein Energiebedarf?
- Esse ich zu viel oder zu wenig?
- Bewege ich mich genügend?

Wenn wir das, was wir essen, auch wieder verbrennen, bleibt unser Gewicht konstant und unser Körper fühlt sich wohl.

Schlechte Gewohnheiten

Oft haben sich mit der Zeit ungesunde Ernährungsgewohnheiten bei uns eingeschlichen. Ohne dass wir es bemerkt haben, hat sich das eine oder andere Pfund an die Hüften gelegt. Vielleicht durch zu wenig Bewegung im Alltag oder durch zu große Portionen und ein zucker- und fettreiches Essen. Es kann aber auch sein, dass wir Essen dazu verwendet haben, um Stress abzubauen, um zu entspannen oder um uns den Tag zu versüßen.

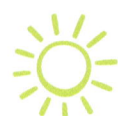

„Wir leben nicht, um zu essen,
sondern wir essen, um zu leben."

Sokrates

Reflexion: Die alte Ernährungsweise durchleuchten

Nehmen Sie sich mindestens 15 Minuten Zeit für diese Mitmach-Übung. Suchen Sie sich einen ruhigen Platz, an dem Sie ungestört sind, und legen Sie Papier und Bleistift bereit. Schließen Sie die Augen und atmen Sie einige Male tief ein und aus. Wandern Sie mit Ihren Gedanken zurück in die Vergangenheit.

Was gibt es in Ihrer täglichen Ernährungsweise, das Sie verändern möchten?

Haben Sie Ihre Mahlzeiten regelmäßig über den Tag verteilt, damit Ihr Körper konstant mit Energie versorgt ist? Was ist Ihr Rhythmus?

Nehmen Sie das Abendessen früh genug ein, damit Ihr Körper nachts nicht belastet ist?

>>

Gibt es Lebensmittel, die Ihnen nicht guttun, die Sie aber trotzdem immer wieder essen? Wie sieht es mit den Portionen aus? Essen Sie zu viel oder kasteien Sie sich?

Sind Süßigkeiten oder Junkfood für Sie ein Thema?

Welche ungesunden Gewohnheiten haben sich eingeschlichen? Essen Sie zum Beispiel beim Fernsehen oder weil Sie gestresst sind?

Gehen Sie in Gedanken Ihre bisherige Ernährungsweise durch. Wo gibt es Schwachstellen? Was raubt Ihnen Energie und Lebensfreude?

Nun atmen Sie tief durch und stellen Sie sich vor, wie sich die Vergangenheit langsam von Ihnen löst und wegzieht.

Öffnen Sie die Augen und schreiben Sie auf, was Sie herausgefunden haben. Wie könnte eine neue, gesunde und alltagstaugliche Ernährungsweise für Sie aussehen? Nehmen Sie sich vor, heute noch einen Schritt zu tun, der Sie in die gewünschte Richtung führt.

Mein Ernährungstagebuch

Meine neue Ernährungsstrategie:

Einstieg in ein neues Ernährungsbewusstsein

Sehen Sie den heutigen Tag als Einstieg in eine gesündere Ernährungsweise, die Sie auf allen Ebenen nährt und Ihnen Energie und Freude bringt. Überfordern Sie sich nicht dabei und versuchen Sie nicht, alles auf einmal verändern zu wollen. Kleine Schritte führen zum Erfolg. Es braucht Zeit, das alte Verhalten zu verändern. Vergessen Sie alle strengen Regeln, jegliche Perfektion und Ihre hohen Ansprüche an sich selbst. Führen Sie sich stattdessen sanft und liebevoll auf den neuen Weg zu einer gesunden und bewussten Ernährung.

ABENDMEDITATION: Nehmen Sie sich vor dem Einschlafen fünf Minuten Zeit und legen Sie sich in Ihrem Bett bequem auf den Rücken. Atmen Sie tief ein und aus und lassen Sie ganz bewusst alle Spannungen aus ihrem Körper abfließen. Lassen Sie alle Geschehnisse des heutigen Tages los. Fühlen Sie, wie sich Ihr Körper leicht und frei anfühlt. Entspannen Sie sich mit jedem Atemzug. Richten Sie nun Ihre Aufmerksamkeit nach innen und bitten Sie Ihre innere Weisheit, eine Form anzunehmen. Lassen Sie sie vor Ihrem inneren Auge erscheinen und treten Sie in Kontakt mit ihr. Ihre innere Weisheit wird Ihnen ab jetzt dabei behilflich sein, Ihre Ernährung auf eine optimale Ebene zu führen.

Tag 2

Nahrung aus der Natur: Obst, Gemüse, Getreide

Unsere wichtigsten Energielieferanten sind Kohlenhydrate. Sie werden nach der Anzahl ihrer Zuckerbausteine in Einfach-, Doppel-, Mehrfach- und Vielfachzucker unterteilt. Kohlenhydrate sind vor allem in pflanzlichen Lebensmitteln enthalten. Die Natur liefert uns reichlich davon: Obst, Gemüse und Getreide sollten ausreichend Platz in unserer täglichen Ernährung finden. Obst liefert uns vorwiegend Einfachzucker für die rasche Energiezufuhr, Gemüse und Getreide enthalten neben Einfach- und Mehrfachzuckern vor allem Stärke (ein Vielfachzucker), die uns lang anhaltende Energie zur Verfügung stellt. Außerdem befinden sich in diesen Naturprodukten reichlich Ballaststoffe, die für eine gesunde und geregelte Verdauung sorgen. Wertvolle Vitamine, Mineralstoffe und sekundäre Pflanzenstoffe machen unsere pflanzlichen Lebensmittel zu wahren Gesundheitsbomben.

MORGENIMPULS: Denken Sie nach dem Aufwachen an die Fülle von Pflanzen, die uns die Natur liefert. Lassen Sie Obst, Gemüse und Getreide in ihren unterschiedlichsten Farben und Formen vor Ihrem inneren Auge auftauchen. Was haben Sie schon länger nicht gegessen? Auf welches Obst oder Gemüse hätten Sie heute Lust?

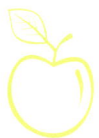

„An apple a day keeps the doctor away."

Englisches Sprichwort

Obst und Gemüse

Obst und Gemüse bieten eine Fülle an natürlichen Aroma-, Duft- und Farbstoffen. Bevorzugen Sie regionale Saisonprodukte, denn diese sind im Allgemeinen ausgereifter und weniger stark mit Spritzmitteln belastet. Auch Kräuter liefern wertvolle Inhaltsstoffe und geben jedem Gericht eine spezielle Note.

Es fällt mir leicht, mich gesund zu ernähren!

Mitmach-Übung: Das Obst- und Gemüse-ABC

Versuchen Sie für jeden Buchstaben des Alphabets Obst- oder Gemüsesorten zu finden. Gibt es Früchte oder Gemüsearten für das gesamte Alphabet?

A wie Ananas, Apfel, Artischocke, Avocado, Aubergine

B wie Banane, Birne, Blumenkohl

C wie Chinakohl, Clementine

D

E

F

G

H
I
J
K
L
M
N
O
P
Q
R
S
T
U
V
W
X
Y
Z

Nehmen Sie sich Zeit und gehen Sie auf einen Markt. Betrachten
Sie das bunte Angebot an Obst und Gemüse.

Welchen Buchstaben des Alphabets möchten Sie sich heute schmecken
lassen? Kaufen Sie dieses Produkt.

Getreide

Getreide gehört zur Gattung der Süßgräser und ist eine der wichtigsten Nährstoffquellen des Menschen. Es versorgt uns neben Kohlenhydraten mit hochwertigem pflanzlichen Eiweiß, lebenswichtigen Fettsäuren, B-Vitaminen für das Nervensystem und anderen Vitalstoffen. Vor allem Brot ist bei uns sehr beliebt. Es wird klassisch aus gemahlenen Weizen- oder Roggenkörnern hergestellt und von unserem täglichen Speiseplan kaum wegzudenken.

❓ Kennen Sie Dinkel, Einkorn und Emmer? Das sind Unterarten des Weizens und sie bieten eine interessante Variante zur Herstellung von Brot.

Doch Getreide ist vielfältig und hat noch viel mehr zu bieten als die unterschiedlichsten Brotsorten. Neben den drei bekanntesten Getreidearten Weizen, Mais und Reis gehören auch Gerste, Hafer und Hirse zum Getreide.

INFO: Wie wär's mal mit Kamut?

- Kamut ist der Urweizen, der schon vor 4000 Jahren im alten Ägypten angebaut wurde, und bedeutet so viel wie „Seele der Erde".

- Diese Urform enthält 40 Prozent mehr Eiweiß als Weizen und hat außerdem einen höheren Anteil an ungesättigten Fettsäuren, Magnesium und Selen.

Was ist Pseudo-Getreide?

Das sind Körnerfrüchte, die nicht zur Gattung der Süßgräser gehören. Quinoa, Buchweizen und Amaranth enthalten kein Gluten – das Klebereiweiß des Getreides, das zu Unverträglichkeit führen kann – und sind deshalb eine hochwertige Alternative für Allergiker. Immer das gleiche Brot vom Bäcker, das muss also nicht sein. Denken Sie an Alternativen. Vielleicht möchten Sie selber backen? Sie könnten auch zur Abwechslung ein Getreidegericht ausprobieren.

Frische und gesunde Kost tut mir gut und gibt mir Energie für den ganzen Tag!

TIPP: Schreiben Sie doch mal eine Einkaufsliste mit Getreidesorten und anderen besonderen Zutaten, die Sie einmal ausprobieren möchten, und legen Sie diese gut sichtbar für den nächsten Einkauf bereit.

ABENDMEDITATION: Entspannen Sie sich vor dem Schlafen in Ihrem Bett, atmen Sie tief ein und aus und lassen Sie Ihr Bewusstsein langsam in ihren Körper hineinsinken. Bitten Sie Ihre innere Weisheit, auf Ihrem inneren Bildschirm zu erscheinen. Fragen Sie sie:

📍 Welcher nächste Schritt würde mein Wohlbefinden am meisten steigern?

📍 Was soll ich als Erstes verändern?

📍 Gibt es Lebensmittel, die mir nicht guttun und auf die ich verzichten sollte?

Achten Sie auf Antworten oder Gefühle, die dabei hochkommen. Nehmen Sie Körperempfindungen wahr. Stellen Sie sich vor, wie Sie einen kleinen Schritt nach vorne gehen – in Richtung Gesundheit und Vitalität.

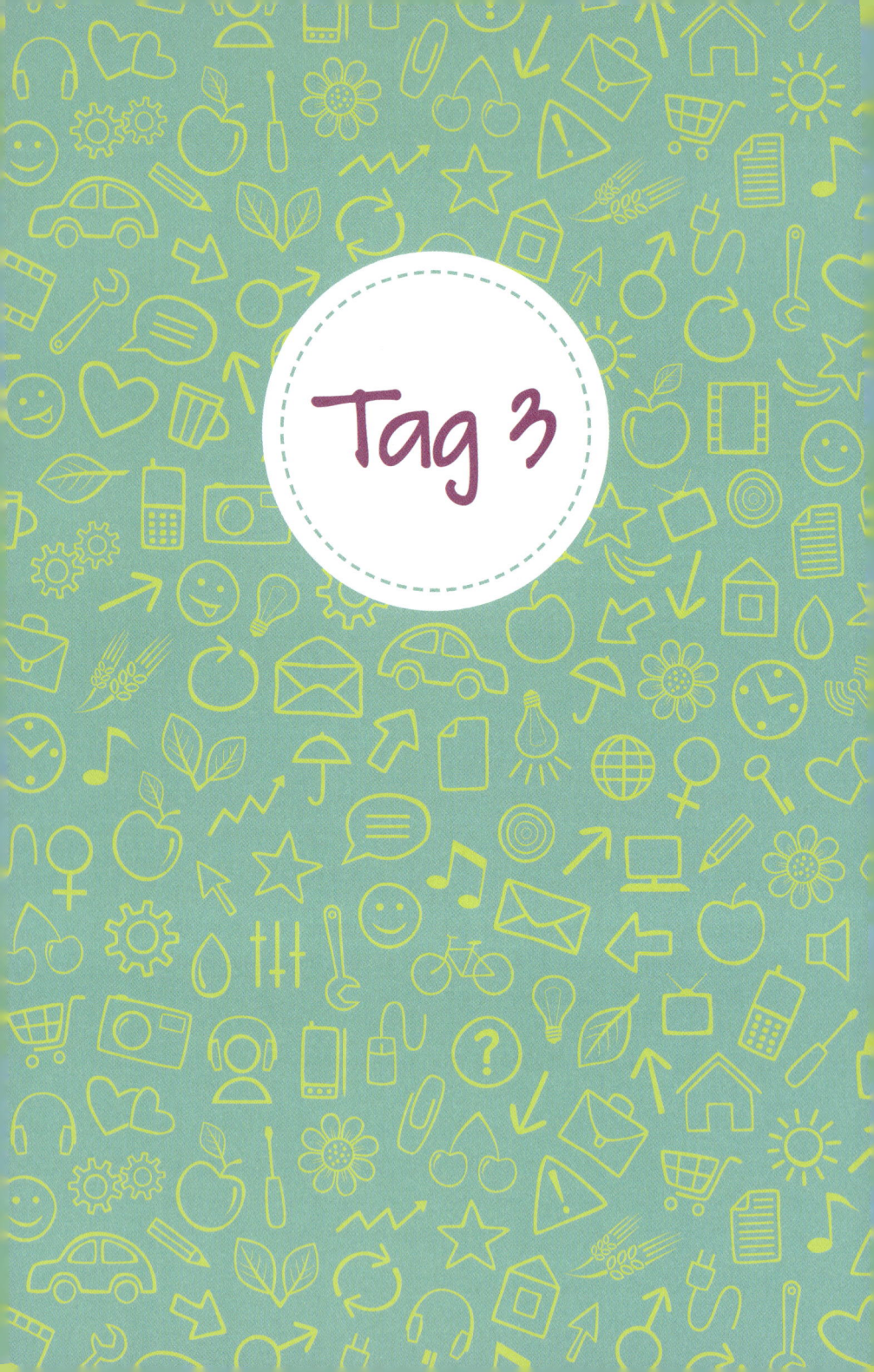

Tag 3

Baustoffe des Körpers: Eiweiß und die richtigen Fette

Eiweiß

Eiweiße, auch Proteine genannt, sind für uns lebensnotwendig. Wir bilden damit Muskeln, formen Haut, Haare und Nägel. Aber auch andere wichtige Aufgaben in unserem Körper werden durch Proteine übernommen: Hormone und Enzyme werden daraus gebildet sowie Antikörper für eine gute Immunabwehr.

Proteine bestehen aus einzelnen Bausteinen, den Aminosäuren. In einem Protein können bis zu 20 verschiedene Aminosäuren enthalten sein, acht davon sind essenziell. Unser Körper kann sie nicht selber aufbauen, wir müssen sie also mit der Nahrung zuführen.

MORGENIMPULS: Denken Sie am Morgen daran, wie wichtig es ist, wertvolle eiweißreiche Nahrung zu sich zu nehmen. Unser Körper baut daraus seine eigene Substanz auf. Wissen Sie, wo überall Eiweiß enthalten ist? Was ist Ihre liebste Eiweißquelle? Achten Sie darauf, dass Ihr Frühstück auch Eiweiß enthält.

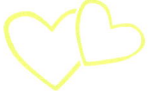

Ich sorge gut für mich und meinen Körper!

Tier oder Pflanze?

Sind sie Fleischesser und können auf Ihr Steak nicht verzichten oder tendieren Sie zu Tofu und Linsen? Ob Sie auch ohne Fleisch auskommen möchten, ist Ihre persönliche Entscheidung. Fakt ist, dass wir tendenziell zu viel tierisches Eiweiß zu uns nehmen. Wissenschaftlich betrachtet lässt sich unser Eiweißbedarf durchaus auch mit rein pflanzlicher Kost decken. Doch letztendlich gibt es kein „gutes" oder „schlechtes" Eiweiß, Ausgewogenheit ist das Zauberwort.

Der US-amerikanische Journalist und Food-Philosoph Michael Pollan bringt die Frage nach einer gesunden Ernährung auf den Punkt: „Esst Nahrung, nicht zu viel und überwiegend Pflanzen."

Wussten Sie, dass Hanfsamen, Sprossen, Feigen, Avocado und grünes Gemüse zu den Top 5 der Pflanzen mit einem hohen Eiweißgehalt gehören?

Denken Sie über Möglichkeiten nach, wie Sie mehr eiweißreiche pflanzliche Kost in Ihre tägliche Ernährung einbinden könnten. Wie wäre es mit einem vegetarischen Gemüseeintopf mit Linsen und Reis?

Fett

Fett hat keinen besonders guten Ruf. Doch tierische und pflanzliche Fette sind wichtige Energiespender, sie liefern doppelt so viel Energie wie Kohlenhydrate und Proteine. Fett ist aber auch Vitamin- und Geschmacksträger.

Fette bestehen chemisch gesehen aus Glycerin und Fettsäuren. Die Fettsäuren unterscheiden sich bezüglich ihrer Länge (kurzkettig, mittelkettig, langkettig) und der Art der Bindung zwischen den einzelnen Atomen. Man spricht dann von gesättigten und ungesättigten Bindungen. Tierische Fette enthalten meist gesättigte Fettsäuren, während pflanzliche Fette meist reich an ungesättigten Fettsäuren sind.

INFO:

Was sind Essenzielle Fettsäuren?
Diese kann der Körper nicht selbst produzieren, deshalb müssen sie mit der Nahrung zugeführt werden. Dazu gehören die Omega-6-Fettsäuren und die Omega-3-Fettsäuren.

Was sind Transfettsäuren?
Sie entstehen bei der Härtung von Öl, um es haltbar und fest zu machen. Auch kommen sie in vielen industriell hergestellten Produkten wie Croissants, Burger, Pommes und Chips vor. Wissenschaftliche Studien belegen, dass der Konsum von größeren Mengen an Transfetten unsere Gesundheit schädigt. Er führt zu vermehrten Ablagerungen in den Arterien, das Risiko für Herzinfarkt oder Schlaganfall wird damit erhöht.

Die richtige Mischung

Das Vorurteil, dass tierische Fette schlechter sind als ihr pflanzlicher Gegenpart, stimmt nicht. Wenn Sie gerne Butter aufs Brot streichen, dann tun Sie es auch weiterhin. Tierische Fette enthalten Cholesterin, doch deswegen müssen Sie darauf nicht ganz verzichten. Es kommt auf die Menge an, und auf die richtige Mischung.

❗ Leinöl, Walnussöl und fetter Seefisch liefern wertvolle Omega-3-Fettsäuren für die Herzgesundheit.

❗ Nüsse und Avocados liefern einfache ungesättigte Fettsäuren und dienen als Gehirnnahrung.

❗ Zum Kochen und Dünsten eignet sich Raps- oder Olivenöl.

❗ Besonders hoch erhitzen kann man Kokosöl, ohne dass es oxidiert. Es gibt Ihrem Gericht außerdem eine exotische Note.

❗ Kaltgepresstes Olivenöl eignet sich für Salate. Probieren Sie auch die weniger bekannten Öle wie Hanföl, Traubenkernöl oder Distelöl.

> **TIPP:** Experimentieren Sie mit weniger bekannten Aufstrichen wie zum Beispiel aus Hanfsamen hergestellte Hanfbutter, Sesampaste oder Avocadoaufstrich. Schmeckt köstlich und liefert wertvolle Fettsäuren!

Wie viel Fett brauchen wir?

Empfehlenswert ist eine durchschnittliche Fettaufnahme von 30 Prozent der täglichen Kalorienaufnahme. Das sind zirka 60 bis 80 g pro Tag. Sparen Sie bei versteckten Fetten (in Wurst, Käse und Schokolade) und investieren Sie lieber in ein hochwertiges Öl für den Salat.

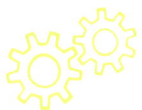

Ich ernähre mich gesund und ausgewogen!

Durchforsten Sie Ihren Kühlschrank und Vorratsschrank: Welche Fette und Öle finden Sie darin? Kontrollieren Sie auch das Ablaufdatum, denn manche Öle sind nicht besonders lang haltbar und werden schnell ranzig. Erstehen Sie beim nächsten Einkauf ein Salatöl, das Sie noch nie probiert haben. Ersetzen Sie die Light-Margarine durch natürliche Butter oder eine hochwertige Pflanzenmargarine.

ABENDMEDITATION: Lassen Sie vor dem Einschlafen den Tag noch einmal vor Ihrem inneren Auge vorbeiziehen. Wo haben Sie heute bewusste und gesunde Entscheidungen in Bezug auf Ihr Essen getroffen? Womit waren Sie nicht zufrieden? Rufen Sie diese Situation noch einmal in Ihr Gedächtnis und bitten Sie Ihre innere Weisheit, Sie dabei zu unterstützen. Was wollen Sie zukünftig anders machen? Lassen Sie diese Situation noch einmal verändert ablaufen. Machen Sie es so real wie möglich, fühlen Sie, setzen Sie Ihre Sinne ein. Damit setzen Sie den Grundstein für zukünftige, gesunde Entscheidungen. Spüren Sie dabei Ihre eigene Wertschätzung für Ihr Engagement, mehr Gesundheit in Ihr Leben zu bringen.

Mein Ernährungstagebuch

Situationen, in denen ich mit meinem Essverhalten unzufrieden war:

Mein Ernährungstagebuch

So möchte ich in Zukunft mit solchen Situationen umgehen:

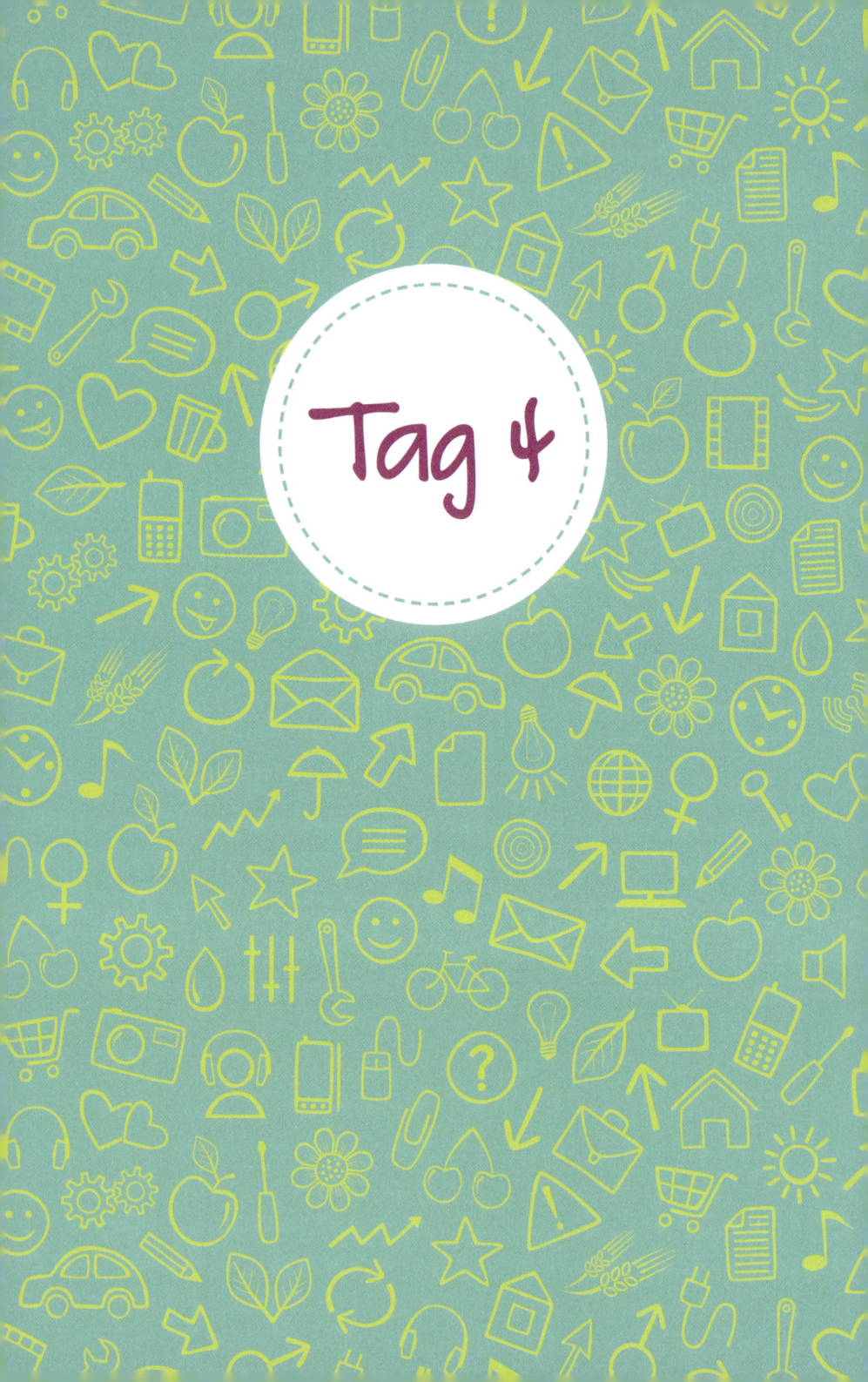

Tag 4

Qualität statt Quantität

Unser Wohlbefinden steht in direktem Zusammenhang mit der Nahrung, die wir zu uns nehmen. Unser Körper verlangt nach richtigem Essen, das von Natur aus angereichert ist mit wertvollen und lebenserhaltenden Substanzen. Vitamine, Mineralstoffe und sekundäre Pflanzenstoffe erfüllen wichtige Funktionen in unserem Körper und haben verschiedene gesundheitsfördernde Wirkungen. Wenn wir natürliche Nahrung mit ausreichend Vitalstoffen zu uns nehmen, bekommen wir mehr Energie und gehen freudvoller und mit mehr Leichtigkeit durch den Tag. Lebensmittel, die keine wichtigen Inhaltsstoffe haben, liefern nur leere Kalorien, machen uns müde und antriebslos. Die richtige Ernährung hat also einen entscheidenden Einfluss auf unsere Lebensqualität. Machen Sie sich das Geschenk einer Ernährungsweise, die Sie stärkt und Ihnen lang anhaltende Gesundheit und Vitalität bringt.

MORGENIMPULS: Überlegen Sie heute Morgen einmal, wie Ihr Speiseplan der letzten drei Tage aussah. Wo haben Sie schon gesunde Entscheidungen getroffen in Bezug auf Ihre Ernährung? Was möchten Sie als Nächstes verändern? Tun Sie Ihrer Gesundheit sofort etwas Gutes und trinken Sie nach dem Aufstehen ein Glas warmes Wasser mit einem Spritzer Zitronensaft. Es reinigt Ihren Körper und macht Sie wach.

Ich mache täglich kleine Schritte zu mehr Gesundheit und Wohlbefinden!

Lebensmittel, die Sie reduzieren sollten:

- ❗ Fertigprodukte mit zugesetzten Aromen, Geschmacksverstärkern, Emulgatoren und Stabilisatoren
- ❗ Mit Süßstoff oder Zucker angereicherte Softdrinks
- ❗ Fastfood
- ❗ Süßigkeiten wie Schokolade, Kekse, Eiskrem
- ❗ Weißmehlprodukte wie weißes Brot, Kuchen
- ❗ Frittierte Speisen
- ❗ Kaffee und koffeinhaltige Getränke
- ❗ Alkohol

Lebensmittel, die Sie vermehrt in Ihren Speiseplan einbauen können:

- ❗ Frisches Obst und Gemüse, vorzugsweise regional und saisonal
- ❗ Vollkornprodukte, Getreide, Hülsenfrüchte
- ❗ Nüsse, Samen
- ❗ Hochwertige kaltgepresste Pflanzenöle
- ❗ Frische Kräuter und Gewürze

Qualität muss nicht teuer sein! Es gibt viele Möglichkeiten, frische und hochwertige Ware zu beziehen. Denken Sie dabei immer daran, dass es eine Investition in Ihre Gesundheit ist. Sie sparen damit langfristig Arztkosten.

Gehören Sie zu den Menschen, die jedes Lebensmittel nach ihrem Kaloriengehalt bewerten? Doch Kalorien zählen ist nicht die Lösung, es kostet nur wertvolle Zeit und frustriert uns. Wir sind so geprägt von der Diätmentalität, dass wir glauben, gesunde Ernährung bedeute Verzicht. Doch das Gegenteil ist der Fall: Wir können in einem großen Angebot an Nahrung schwelgen, die uns die Natur bietet. Wenn wir reichlich pflanzliche Nahrung in unseren täglichen Speiseplan einbauen, können wir uns satt essen. Wir brauchen keine Angst zu haben, dass wir zunehmen. Die darin enthaltenen Ballaststoffe sorgen für reichlich Volumen auf dem Teller und für eine gesunde Verdauung.

Mitmach-Übung: Meine beste Wahl

Was ist die beste Wahl? Füllen Sie die freien Felder aus:

Ursprüngliche Wahl	Bessere Wahl	Beste Wahl ☺
Pommes	Kartoffelsalat	Im Ofen gebackene Kartoffelscheiben
Currywurst		
Gesalzene Erdnüsse		
1 Rippe Milch-schokolade	1 Rippe dunkle Schokolade	1 Banane
1 Glas Kaffee mit Vanilleeis		
1 Becher Sahne-pudding	1 Becher Frucht-joghurt mit 3,6 % Fett	1 Becher Naturjoghurt mit pürierten Früchten

Ich strebe nach Verbesserung, nicht nach Perfektion!

Industriell hergestellte Lebensmittel enthalten einen hohen Anteil an Fett, Zucker und chemischen Aromen. Der clever durchdachte Mix aus Geschmackskomponenten überlagert unser natürliches Geschmacksempfinden und kann zu einem süchtigen Verhalten führen. Wir wollen mehr davon, können nicht aufhören zu essen. Gleichzeitig fehlen diesen Nahrungsmitteln gesunderhaltende Vitalstoffe und Füllstoffe, die in natürlicher, pflanzlicher Nahrung reichlich vorhanden sind. Die Folge: Übergewicht und Nährstoffmangel. Wer ständig zu Junkfood greift, tut seiner Gesundheit nichts Gutes.

„Sei du selbst die Veränderung, die du dir wünschst für diese Welt."

Mahatma Gandhi

Der Zuckerflut entkommen

Die WHO empfiehlt, nicht mehr als 5 Prozent des täglichen Energiebedarfs durch zugesetzten Zucker zu decken. Das sind umgerechnet zwischen 8 und 10 Stück Würfelzucker pro Tag. Wenn man bedenkt, dass ein Glas Cola schon 9 Stück Würfelzucker enthält, wird klar, dass wir viel zu viel Zucker zu uns nehmen. Dabei bräuchte unser Körper gar keinen zusätzlichen Zucker. Unser Süßhunger kann auch durch frisches Obst gestillt werden.

> **TIPP:** Verzichten Sie heute bewusst auf Zucker. Wenn nachmittags der kleine Gusto auf Süßes kommt, greifen Sie lieber zu einem Stück Obst, das sie klein schneiden, oder zu ein paar Beeren. Mischen Sie diese mit etwas Zimt und einem Teelöffel Joghurt und streuen Sie gehackte Nüsse darüber. Fertig ist der Power-Snack.

Süße mit Köpfchen

Versuchen Sie einmal folgende Alternativen zum üblichen weißen Haushaltszucker. Gehen Sie jedoch trotzdem sparsam damit um, auch sie liefern Energie.

- Honig
- Ahornsirup
- Agavendicksaft
- Apfel- oder Birnendicksaft
- Dattelsirup
- Reissirup
- Kokoszucker
- Birkenzucker
- Getrocknete Steviablätter

Zucker und andere natürliche Süßungsmittel sollten im Idealfall wie ein Gewürz verwendet werden. Nehmen Sie jedoch Abstand von Süßstoffen aus dem Labor – sie tun unserem Körper nicht gut.

ABENDMEDITATION: Entspannen Sie sich und lassen Sie den Alltag los. Atmen Sie tief ein und aus und stellen Sie sich vor, wie beim Einatmen Gesundheit in Ihren Körper fließt und beim Ausatmen alte und verbrauchte Energie von Ihnen weicht. Fühlen Sie die liebevolle Präsenz Ihrer inneren Weisheit. Stellen Sie sich folgende Frage: Welche Lebensmittel, die Ihnen nicht guttun, möchten Sie in Zukunft reduzieren oder streichen? Sind es Süßigkeiten, Instantnudeln oder Kaffee? Achten Sie auch auf die Gefühle und Impulse, die dabei auftauchen. Was ist der nächste Schritt?

Mein Ernährungstagebuch

Wie sich meine Ernährung bis jetzt schon verbessert hat:

Mein Ernährungstagebuch

Auf diese Nahrungsmittel, die mir nicht guttun, möchte ich in Zukunft verzichten:

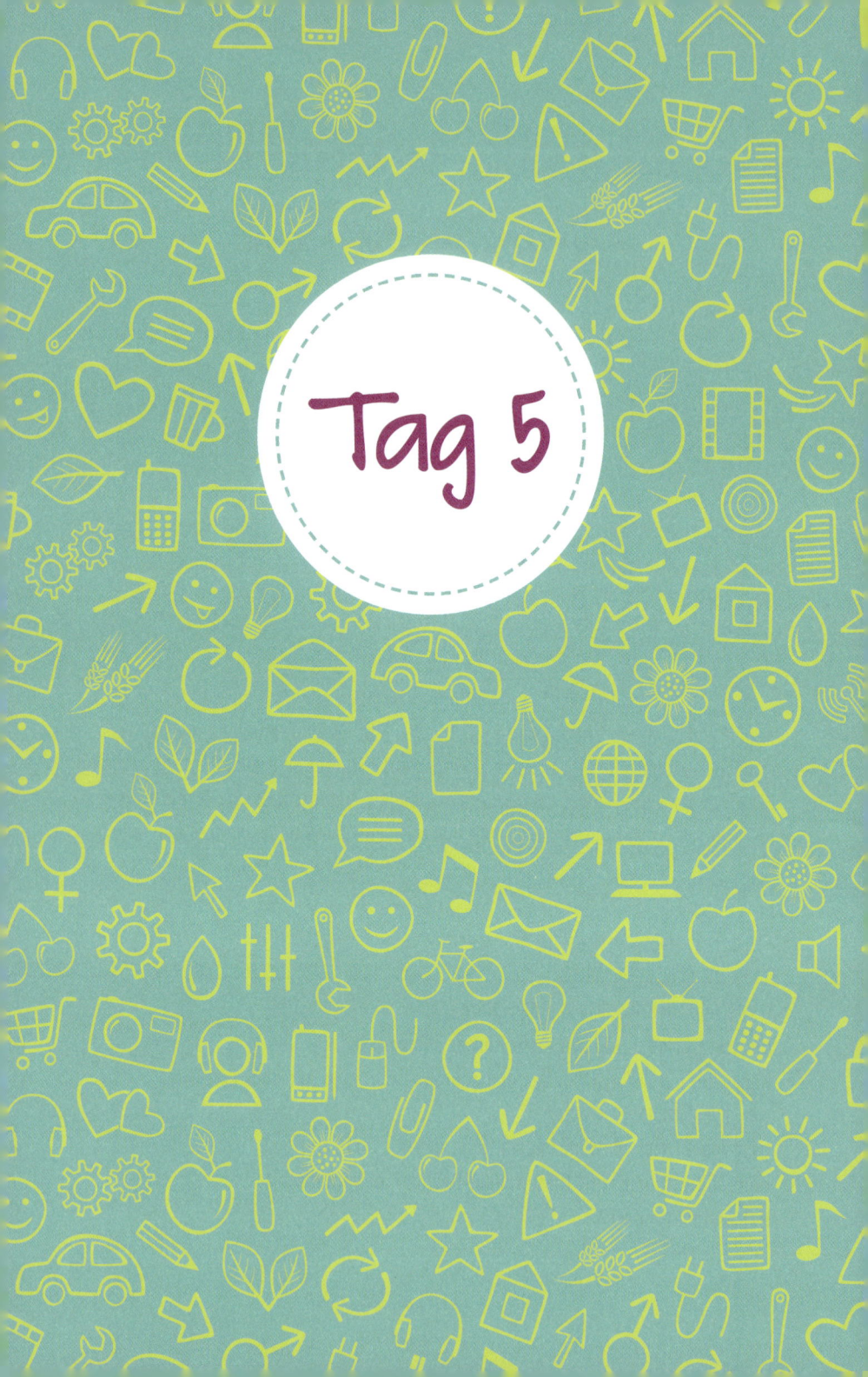

Tag 5

Hunger, Sattheit, Körperweisheit

Unser Körper ist ein wunderbares Instrument. Er verwandelt die Nahrung, die wir ihm zuführen, in Energie, damit wir gut durch den Tag kommen. Er leistet ununterbrochen Arbeit, damit alle Körperfunktionen im Einklang miteinander ablaufen. Es ist das Bestreben unseres Körpers, uns immer wieder in die Balance zu bringen. Doch selten geben wir ihm Wertschätzung dafür. Oft achten wir nicht auf seine Signale und handeln somit gegen unsere Gesundheit. Was wir essen, hat einen unbedingten Einfluss auf unseren Körper und auf unser Wohlbefinden. Wenn wir wieder mehr auf die Weisheit unseres Körpers hören, werden wir auch das Richtige in der richtigen Menge essen.

> MORGENIMPULS: Bleiben Sie nach dem Aufwachen noch einige Minuten im Bett liegen und spüren Sie in Ihren Körper hinein. Gibt es Empfindungen oder gewisse Impulse? Taucht ein körperlicher Schmerz auf? Meldet sich der Hunger? Lassen Sie alles da sein, ohne es verändern zu wollen. Versprechen Sie Ihrem Körper, ab jetzt besser auf ihn zu hören und ihn achtsamer und liebevoller zu behandeln.

Stellen Sie sich folgende Fragen:

- Fühle ich mich wohl in meinem Körper?
- Bin ich zufrieden so, wie mein Körper aussieht?
- Übergehe ich meinen Hunger und schränke ich mich mit dem Essen ein, weil ich abnehmen möchte?
- Esse ich zu viel von Nahrungsmitteln, die mir nicht guttun?
- Habe ich versucht, mit Diäten mein Gewicht zu verändern?
- Hat es funktioniert?

Hunger

Hunger ist eine sehr starke Empfindung – ein biologischer Trieb –, denn er sichert unser Überleben. Hunger zeigt uns, dass unsere Energiereserven aufgebraucht sind und es an der Zeit ist, neue Energie zu tanken. Wenn wir dann das Richtige essen, bringen wir unseren Körper wieder in die Balance zurück. Wenn wir unserem Hungergefühl nicht nachkommen und es übergehen, kommt es später verstärkt zurück. Wehren wir uns gegen unseren Hunger, verlieren wir unser natürliches Hungerempfinden und somit die Verbindung mit unserer Körperweisheit. Wir essen impulsiv, unbewusst und zu viel.

⏻ Fragen Sie sich: Ist Hunger für mich ein Freund oder ein Feind?

Mein Ernährungstagebuch

So gehe ich mit meinem Hunger normalerweise um:

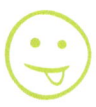

„Der Speise Würze ist der Hunger."

Marcus Tullius Cicero

Sattheit

Wenn wir unseren Hunger gestillt haben – also unseren Körper mit Energie und den notwendigen Nährstoffen versorgt haben –, werden Hormone ausgeschüttet, die im Gehirn ein Gefühl der Sättigung auslösen. Vielen von uns fällt es schwer, aufzuhören, wenn wir satt sind. Doch wenn wir unsere Sättigung nicht achten und uns ständig überessen, belasten wir unseren Körper. Wir handeln damit gegen unsere Gesundheit.

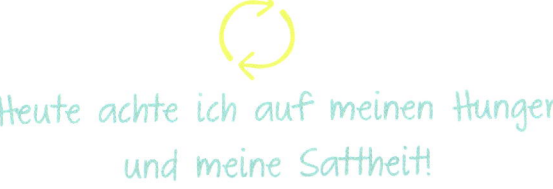

Heute achte ich auf meinen Hunger und meine Sattheit!

Intuitives Essen

Essen soll uns nähren und uns guttun. Während wir essen, aber auch nachdem wir gegessen haben. Es ist wichtig herauszufinden, welche Nahrung passend ist, ohne auf den neuesten Ernährungstrend zu achten oder uns mit anderen Menschen zu vergleichen. Was für den einen verträglich ist, muss nicht für jeden stimmen.

Wie erkennen wir aber, dass wir die für uns passende Nahrung zu uns nehmen?

1. Wir essen das, was uns schmeckt.
2. Wir fühlen uns gut während des Essens.
3. Wir fühlen uns gut, nachdem wir die Mahlzeit beendet haben.
4. Wir fühlen uns auch Stunden später gut.

> **TIPP:** Achten Sie bei Ihrer nächsten Mahlzeit darauf, ob alle vier Punkte auf Sie zutreffen.

„Euer Körper ist die Harfe eurer Seele und es ist an euch, süße Musik zu entlocken oder wirre Töne."

Khalil Gibran

Wichtige Schritte

⚠ Achten Sie Ihren Hunger und essen Sie, wenn Sie hungrig sind.

⚠ Experimentieren Sie mit der Größe Ihrer Portion: Wie viel möchten Sie gerne essen und wie viel braucht Ihr Körper tatsächlich?

⚠ Üben Sie sich in Dankbarkeit dafür, dass Sie immer genug zu essen haben.

⚠ Hören Sie rechtzeitig auf zu essen, satt sein heißt nicht vollgegessen sein.

⚠ Übung macht den Meister: Je mehr Sie auf die Signale von Hunger und Sattheit achten, desto leichter fällt es Ihnen, ein gesundes Essverhalten beizubehalten.

⚠ Richten Sie nach dem Essen Ihre Aufmerksamkeit auf andere Dinge.

⚠ Überdenken Sie den Stellenwert, den Essen für Sie hat. Nimmt es zu viel Raum in Ihrem Leben ein?

Emotionaler Hunger

Wenn wir etwas essen wollen, obwohl wir körperlich nicht hungrig sind, stecken oft Gefühle dahinter, die nicht gespürt oder ausgedrückt werden wollen. Essen kann die Langeweile vertreiben, zum Trostpreis oder zum besten Freund werden. Essen, um sich besser zu fühlen, funktioniert – aber nur, solange wir essen! Fragen Sie sich: Aus welchen Gründen esse ich, obwohl ich nicht hungrig bin?

Mitmach-Übung: Wenn die Seele Hunger hat

Wenn sich das nächste Mal Ihr emotionaler Hunger meldet, halten Sie inne, bevor Sie zum Essen greifen, und stellen Sie sich folgende Fragen:

1. Warum will ich etwas essen, obwohl ich nicht hungrig bin? Welches Gefühl verbirgt sich dahinter?

2. Was brauche ich wirklich? Was nährt meine Seele?

_____

_____

_____

_____

_____

_____

_____

_____

3. Was kann ich tun, anstatt zu essen (in diesem Moment und langfristig)?

_____

_____

_____

_____

_____

_____

_____

_____

_____

4. Wie kann ich auf gesunde Weise mit meinen Gefühlen umgehen, ohne zu essen?

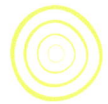

Ich vertraue auf die Weisheit meines Körpers!

ABENDMEDITATION: Gehen Sie in die Ruhe und Entspannung und verbinden Sie sich mit Ihrer inneren Weisheit. Denken Sie an die Zeiten, als Sie nicht auf Ihren Hunger und Ihre Sattheit geachtet haben, als Sie zu viel gegessen oder sich mit einer Diät eingeschränkt haben. Wie haben Sie sich damals gefühlt? In welchen Momenten greifen Sie zum Essen, obwohl Sie gar nicht hungrig sind? Gibt es in Ihnen einen Schmerz, den Sie nicht spüren möchten? Achten Sie auf Bilder oder Gefühle die auftauchen. Bewerten Sie nicht. Was immer da ist, darf da sein. Bringen Sie sich Mitgefühl und Verständnis für Ihr vergangenes Verhalten entgegen. Versprechen Sie sich, in Zukunft bessere und gesündere Entscheidungen zu treffen.

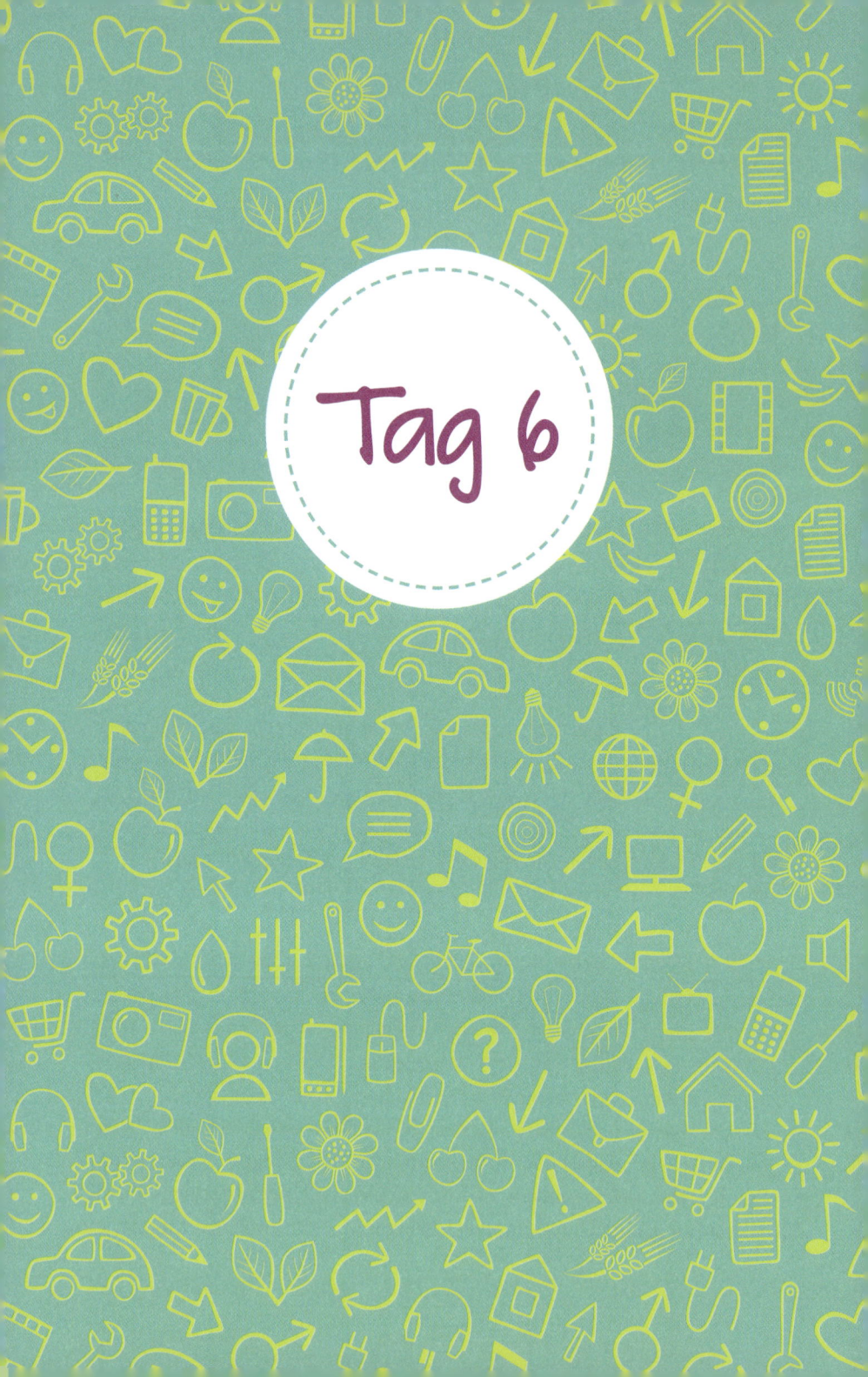

Tag 6

Bewusstes Essensverhalten durch Achtsamkeit

Eine Praxis der Achtsamkeit ist wichtig in unserem schnelllebigen Alltag, in dem oft keine Zeit für Ruhe und Entspannung bleibt. Besonders beim Essen spielt Achtsamkeit eine große Rolle. Wenn wir achtsam unsere Mahlzeiten einnehmen, kann Essen zu einer gelebten Meditation werden.

Was genau ist eigentlich Achtsamkeit? Es ist ein bewusstes Wahrnehmen dessen, was in uns und außerhalb von uns passiert. Der sogenannte „innere Beobachter" – ein Wesensanteil von uns – betrachtet alles, was passiert. Dabei wertet er nicht, bleibt gelassen und haftet emotional nicht an. Er bemerkt einfach nur alles, was da ist, und möchte nichts verändern.

MORGENIMPULS: Bleiben Sie nach dem Aufwachen kurz im Bett liegen und denken Sie über Achtsamkeit beim Essen nach. Achten Sie auf Ihre Gedanken und Gefühle, die dabei auftauchen. Sind Sie präsent, wenn Sie essen? Lassen Sie sich ein auf Ihre Speisen und den Vorgang des Essens oder lenken Sie sich ab? Nehmen Sie sich vor, das Frühstück achtsam und bewusst zu genießen.

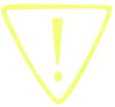

Heute esse ich bewusst und achtsam!

Achtsamkeit beim Essen kann man nicht in der Theorie, sondern nur in der Praxis lernen. Achtsamkeit erfordert ständiges Üben, ständiges Zu-sich-Zurückkommen und Den-Moment-Umarmen. Achtsamkeit erfordert, dass wir uns nicht wehren gegen das, was ist, dass wir nicht ankämpfen gegen Gedanken oder Gefühle, die auftauchen. Doch wir werden für unser Üben belohnt. Durch praktizierte Achtsamkeit beim Essen erleben wir mehr Genuss, mehr Tiefe, mehr Freude und mehr Zufriedenheit.

Mitmach-Übung: Achtsamkeit – Leben im Moment

Versuchen Sie doch einmal vor dem Essen oder wann immer Sie möchten folgende kurze Achtsamkeitsübung. Sie bringt Sie sofort zurück in den Augenblick.

16 SEKUNDEN ZUR GLÜCKSELIGKEIT:

Vier Sekunden einatmen, vier Sekunden den Atem anhalten, vier Sekunden ausatmen, vier Sekunden den Atem anhalten.

Machen Sie während Ihrer Mahlzeit eine kurze Pause und probieren Sie auch folgende Mitmach-Übung:

FÜNF DINGE WAHRNEHMEN:

Schließen Sie für einen Moment die Augen und atmen Sie ruhig ein und aus. Öffnen Sie die Augen wieder und schauen Sie sich um.

- Nehmen Sie fünf Gegenstände wahr, die Sie sehen können.

- Lauschen Sie und hören Sie fünf Klänge oder Geräusche.

- Nehmen Sie fünf Dinge wahr, die Sie an der Oberfläche Ihres Körpers spüren.

Nun widmen Sie sich wieder mit Achtsamkeit Ihrem Essen.

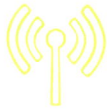

Ich bin achtsam in jedem Augenblick!

Achtsamkeit bringt uns nicht nur zurück zum gegenwärtigen Moment, sondern sie führt auch zu mehr Bewusstheit in unserem Essverhalten.

Wenn wir uns in Achtsamkeit üben, erkennen wir Muster, die uns nicht mehr dienlich sind. Wir werden uns der Gedanken und Gefühle bewusst, die beim Essen auftauchen und die uns sabotieren. Wenn wir das erkannt haben, können wir die Entscheidung treffen, zukünftig anders zu handeln.

Fragen Sie sich:

❓ Welche Gedanken in Bezug auf mein Essverhalten habe ich, die mir nicht mehr dienlich sind?

Möglicherweise stecken Sie unbewusst in einer „Diätmentalität" fest und denken ständig daran, wie viel Kalorien das Essen hat oder ob Sie etwas „Verbotenes" oder „Erlaubtes" gegessen haben. Auch könnten Sie im „Schwarz-Weiß-Denken" gefangen sein. Sie überessen sich oder naschen zu viel und werfen dann sofort Ihre gesunde Einstellung über Bord, indem Sie denken: „Jetzt habe ich es vermasselt! Ist eh schon egal, jetzt kann ich auch weiteressen!"

Wenn Sie Ihrer Selbstsabotage auf die Spur gekommen sind, entscheiden Sie sich für neue Gedanken und verändern Sie bewusst Ihr Verhalten.

Mitmach-Übung: Aus alt mach neu

Erstellen Sie eine Liste mit Ihrem alten Verhalten und schreiben Sie auf, durch welches neue und gesündere Verhalten Sie es ersetzen möchten:

ALTES, UNGESUNDES VERHALTEN	NEUES, GESUNDES VERHALTEN
Ich halte mich strikt an einen Ernährungsplan.	Ich höre auf meinem Körper und esse das, was ihm guttut.
Ich verbiete mir ALLE Süßigkeiten! Doch manchmal setzt die Disziplin aus und ich nasche hemmungslos. Danach fühle ich mich schlecht.	Ich erlaube mir Süßigkeiten, und genieße hin und wieder eine Kleinigkeit ohne schlechtes Gewissen.
Ich esse nichts mehr nach 18 Uhr. Oft bekomme ich dann aber Heißhunger und esse vor dem Schlafengehen unkontrolliert.	Wenn ich vor dem Schlafen hungrig bin, esse ich einen kleinen Snack

„Gehe ganz in deinen Handlungen auf und denke,
es wäre deine letzte Tat."

Buddha

Achtsamkeit beim Essen

Nehmen Sie sich beim heutigen Abendessen genügend Zeit und üben Sie sich in Achtsamkeit.

❗ Setzen Sie sich an den Tisch und spüren Sie Ihren ganzen Körper.

❗ Lassen Sie den Atem fließen.

❗ Spüren Sie ganz bewusst Ihren Hunger und die Lust am Essen.

❗ Nehmen Sie die Speisen wahr und die Umgebung, in der Sie sich befinden.

❗ Welche Gedanken tauchen auf, welche Gefühle und Impulse nehmen Sie wahr?

>>

- Greifen Sie zum Besteck und beginnen Sie langsam zu essen.

- Aktivieren Sie dabei alle Sinne.

- Kauen Sie langsam und bewusst.

- Aktivieren Sie den „inneren Beobachter", während Sie essen.

- Bleiben Sie in Kontakt mit Ihrem Körper, nehmen Sie ihn auch von innen wahr.

- Achten Sie auf die kommende Sattheit.

- Hören Sie auf zu essen und achten Sie auf die Gedanken und Gefühle, die dabei auftauchen. Gibt es einen Widerstand gegen das Aufhören?

- Bleiben Sie noch einige Momente sitzen und genießen Sie das Gefühl, satt und genährt zu sein.

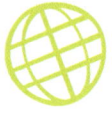

„Wenn wir eine Scheibe Brot essen,
so können wir das in einer Weise tun,
dass wir den ganzen Kosmos tief berühren -
vorausgesetzt, in uns ist Achtsamkeit."

Thich Nhat Hanh

TIPPS ZU MEHR ACHTSAMKEIT:

Schalten Sie den Autopiloten aus: Wie oft essen Sie, ohne sich darüber bewusst zu sein, was Sie sich gerade in den Mund stecken? Wenn Sie sich in den gegenwärtigen Moment bringen, wird Ihnen Ihr Verhalten bewusst und Sie können gesunde Entscheidungen bezüglich Ihrer Ernährung treffen.

Stoppen Sie Multitasking: Der Versuch, mehrere Dinge gleichzeitig zu machen, raubt Ihnen die Erfahrung der bewussten Wahrnehmung. Multitasking verleitet Sie auch dazu, zu schnell und zu viel zu essen. Widmen Sie sich ganz dem Essen!

Schalten Sie den Fernseher aus: Durch Fernsehen wird Ihre Aufmerksamkeit weg vom Essen gelenkt. Ungesunde Essgewohnheiten können sich so leicht wieder einschleichen und Ihre neue und gesündere Ernährungsweise sabotieren.

ABENDMEDITATION: Atmen Sie tief ein und aus und entspannen Sie sich dabei immer mehr. Spüren Sie Ihren Körper von innen und schicken Sie ihm Liebe und Wertschätzung. Sehen Sie, wie Ihre innere Weisheit vor Ihrem geistigen Auge erscheint. Übergeben Sie ihr alle Muster, Glaubenssätze, Gedanken und alten Verhaltensweisen in Bezug auf Ihr Essverhalten, die Sie nicht mehr in Ihrem Leben haben möchten. Bitten Sie sie, Sie bei Ihren nächsten Schritten in Ihrem neuen Verhalten zu unterstützen. Danken Sie ihr für ihre immerwährende Unterstützung.

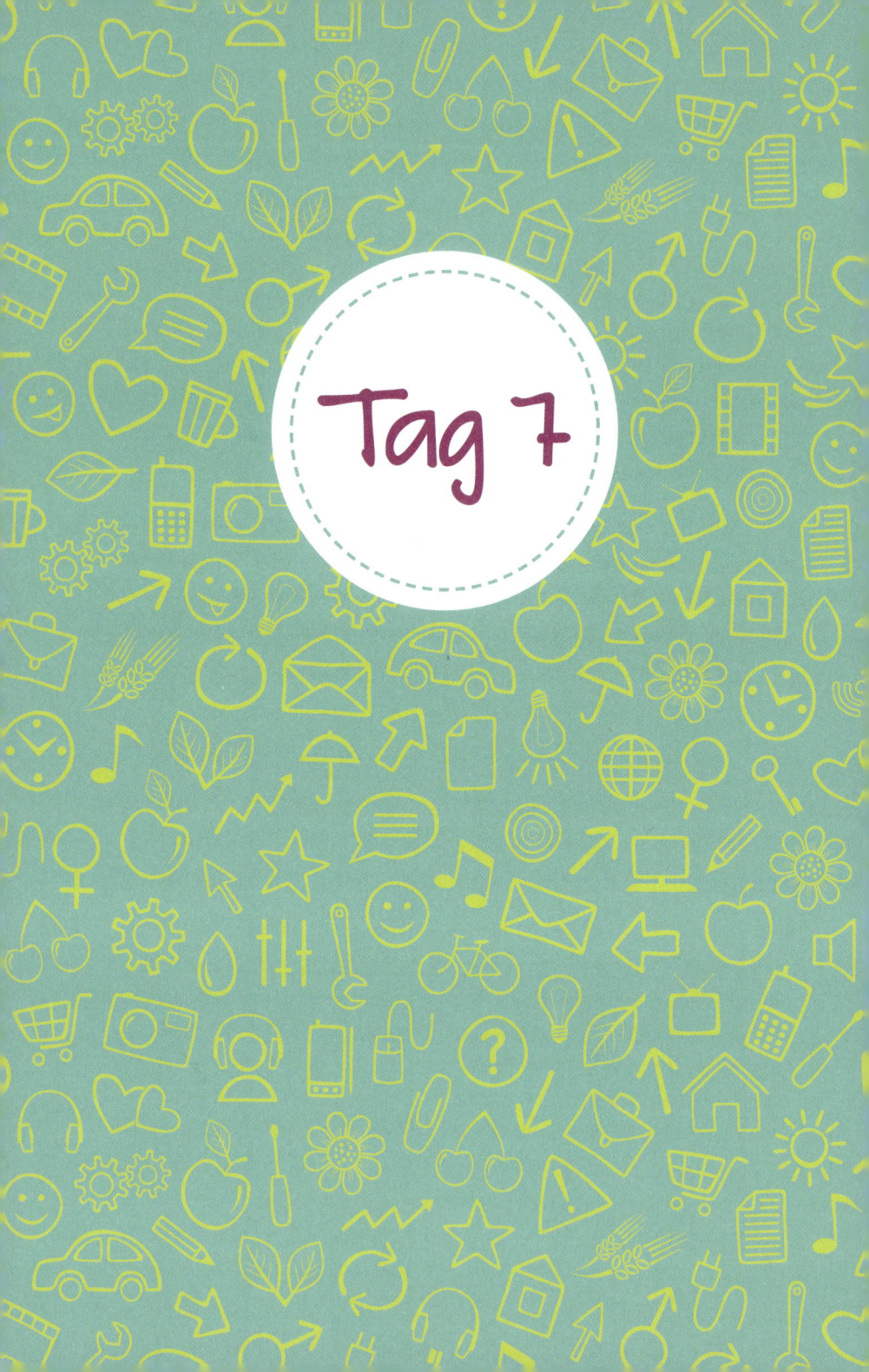

Tag 7

Genuss

Essen und Geschmack gehören zu einem guten Lebensgefühl, sie verursachen Wohlbefinden und Glücksgefühle. Genuss gehört unbedingt zum Essen dazu, denn er bringt uns eine bestimmte Bewusstseinshaltung. Wir genießen nicht, um uns von uns selbst abzulenken, sondern um uns selbst zu feiern. Beim Genuss von Essen sollten all unsere Sinne beteiligt sein: Sehen, Riechen, Hören, Schmecken und Spüren.

MORGENIMPULS: Stellen Sie den heutigen Tag unter das Motto des Genusses. Schwelgen Sie in Vorfreude auf Ihre erste Tasse Kaffee oder Tee am Morgen. Nehmen Sie intensiv den Duft Ihres Frühstücksgetränks wahr. Aktivieren Sie all Ihre Sinne, während sie langsam und genussvoll essen. Lassen Sie sich Zeit dafür, fallen Sie richtig hinein in den Essensgenuss!

Heute esse ich bewusst und genieße alles,
was ich esse!

Genuss und Genusssucht

Genuss hat nichts mit Völlerei zu tun. Wenn wir uns Zeit nehmen für unser Essen und bewusst jeden Bissen genießen, werden wir uns nicht üb. essen wollen. Bei der Genusssucht hingegen jagen wir dem Genuss hinterher, wollen immer mehr und mehr und können nicht aufhören zu essen. Das ist kein wahrer Genuss, sondern führt uns in die Abhängigkeit. Gerade Junkfood, Süßigkeiten und industriell hergestellte Lebensmittel, die kaum Nährstoffe enthalten, können durch ihre süchtig machende Wirkung unser gesundes Essverhalten sabotieren.

Bei echtem Genuss hingegen ist weniger mehr, es geht nicht um die Menge, die wir essen, sondern um die tiefe Erfahrung, die wir dabei machen, und um das Wohlbefinden, das dabei entsteht.

„Es gibt niemanden, der nicht isst und trinkt, aber nur wenige, die den Geschmack zu schätzen wissen."

Konfuzius

> TIPP: Genuss bezieht alle fünf Sinne mit ein. Wir können unsere Fähigkeit zu riechen, zu hören, zu sehen, zu fühlen und zu schmecken trainieren. Haben Sie schon einmal eine einzelne Rosine ganz bewusst mit allen Sinnen genossen?

Anleitung zum Genießen

⚠ Erlauben Sie sich den Genuss! Streichen Sie alle Essverbote und Ihr schlechtes Gewissen. Nur dann können Sie auf gesunde Weise genießen.

⚠ Nehmen Sie sich Zeit für den Genuss! Eine genussvolle Erfahrung beim Essen verlangt nach Muße und Ruhe, denn Genuss geht nicht nebenbei. Vergessen Sie die Hektik des Tages und entspannen Sie sich in den Moment hinein.

⚠ Setzten Sie alle Ihre Sinne ein! Decken Sie den Tisch und sorgen Sie für eine angenehme Atmosphäre mit Blumen und schönem Geschirr. Schalten Sie den Fernseher ab. Riechen Sie, schmecken Sie, essen Sie langsam und kauen Sie gründlich. Lassen Sie sich wirklich ein auf den Genuss Ihrer Speise. Genuss braucht Achtsamkeit, damit er wirklich erfahren werden kann.

⚠ Nicht die Menge bestimmt den Genuss: Weniger ist mehr! Je besser Sie mit Ihrem Körper verbunden sind und auf seine Signale hören, desto leichter wird es Ihnen fallen, nach dem Genuss der Speise aufzuhören zu essen und das Wohlgefühl nachwirken zu lassen.

⚠ Nicht nur Essen ist genussvoll! Finden Sie heraus, was Sie noch alles genießen können, und bauen Sie sinnliche Erlebnisse in Ihren Alltag ein.

„Tu deinem Körper Gutes,
damit die Seele Lust hat, darin zu wohnen."

Theresa von Ávila

Mitmach-Übung: Alltagsgenüsse

Schreiben Sie auf, wie Sie Ihre Tage – abgesehen vom Essen – noch genussvoller gestalten können. Das könnte ein Museumsbesuch sein, die Lektüre eines guten Buches, eine Massage oder einfach nur einem unbekannten Menschen ein Lächeln schenken.

Diese drei Dinge möchte ich in den nächsten Tagen für ein genussvolleres Leben tun:

1.

2.

3.

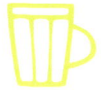

Ich genieße mein Essen und mein Leben!

Nicht nur das Essen selbst ist eine sinnliche und genussvolle Erfahrung. Der Genuss beginnt schon in dem Moment, in dem wir das Essen zubereiten. Sogar das Schmökern in Kochbüchern kann eine freudvolle Tätigkeit sein.

Nehmen Sie sich bewusst Zeit für das Aussuchen von neuen Rezepten. Gehen Sie in die Buchhandlung oder machen Sie es sich zu Hause bequem und blättern Sie in einem Kochbuch. Denken Sie bei den einzelnen Zutaten daran, welchen speziellen Geschmack sie der Speise geben. Betrachten Sie die Fotos der fertigen Gerichte. Markieren Sie die Rezepte, die Sie besonders ansprechen. Nehmen Sie sich vor, bald ein neues Rezept auszuprobieren.

Mit Ruhe und Muße über den Markt zu schlendern und dabei alle Sinneseindrücke aufzunehmen ist eine freudvolle und intensive Erfahrung. Nehmen Sie sich bei nächster Gelegenheit die Zeit dafür und suchen Sie nach Lust und Laune die besten und frischesten Zutaten für ein leckeres Essen aus. Egal ob für Sie alleine, mit dem Partner oder für Freunde – machen Sie Kochen zu einem sinnlichen Erlebnis.

> TIPP: Wie wäre es mit einem Kochkurs?
> Überraschen Sie Ihre beste Freundin oder Ihren Liebsten mit einem außergewöhnlichen Kocherlebnis! Ob asiatische oder vegane Küche, kochen nach traditioneller chinesischer Medizin oder Kekse backen, Ayurveda oder sogar Molekularküche – es gibt viele interessante Möglichkeiten, seine Kochkenntnisse zu verbessern und dabei viel Spaß zu haben!

Kochen ist wie Meditieren

Wählen Sie ein Gericht, dass Sie gerne kochen und auch gerne essen. Bevor Sie beginnen, setzen Sie sich kurz hin und spüren Sie Ihren gesamten Körper. Lassen Sie mit Ihrem Atem Ruhe in ihn hineinfließen und entspannen Sie sich. Öffnen Sie Ihr Herz. Lassen Sie sich Zeit beim Kochen, beim Abschmecken, beim Fertigstellen des Gerichts. Decken Sie liebevoll den Tisch und genießen Sie Ihre Speise.

Mein Ernährungstagebuch

Das habe ich in den letzten sieben Tagen genossen:

So hat sich mein Essverhalten verändert:

Das sind meine nächsten Schritte:

Lassen Sie vor dem Einschlafen den Tag noch einmal bewusst vorbeiziehen. Haben Sie heute Ihr Essen genossen? Haben Sie auch andere Dinge in Ihrem Alltag genossen? Wo möchten Sie in Zukunft mehr Genuss einbauen? Lassen Sie Bilder auftauchen, die Ihnen Möglichkeiten für mehr Genuss in Ihrem Leben zeigen.

Bitten Sie nun Ihre innere Weisheit, auf der Bildfläche zu erscheinen. Sehen Sie in ihr weises, lächelndes Gesicht, während sie Sie zur Veränderung in den letzten sieben Tage beglückwünscht. Lassen Sie gemeinsam mit ihr die kleinen und größeren Schritte als Bilder an Ihnen vorbeiziehen, die Sie diese Woche gemacht haben. Danken Sie sich selbst für Ihre Bereitschaft, besser zu essen und somit mehr Gesundheit und Wohlbefinden in Ihr Leben zu bringen.

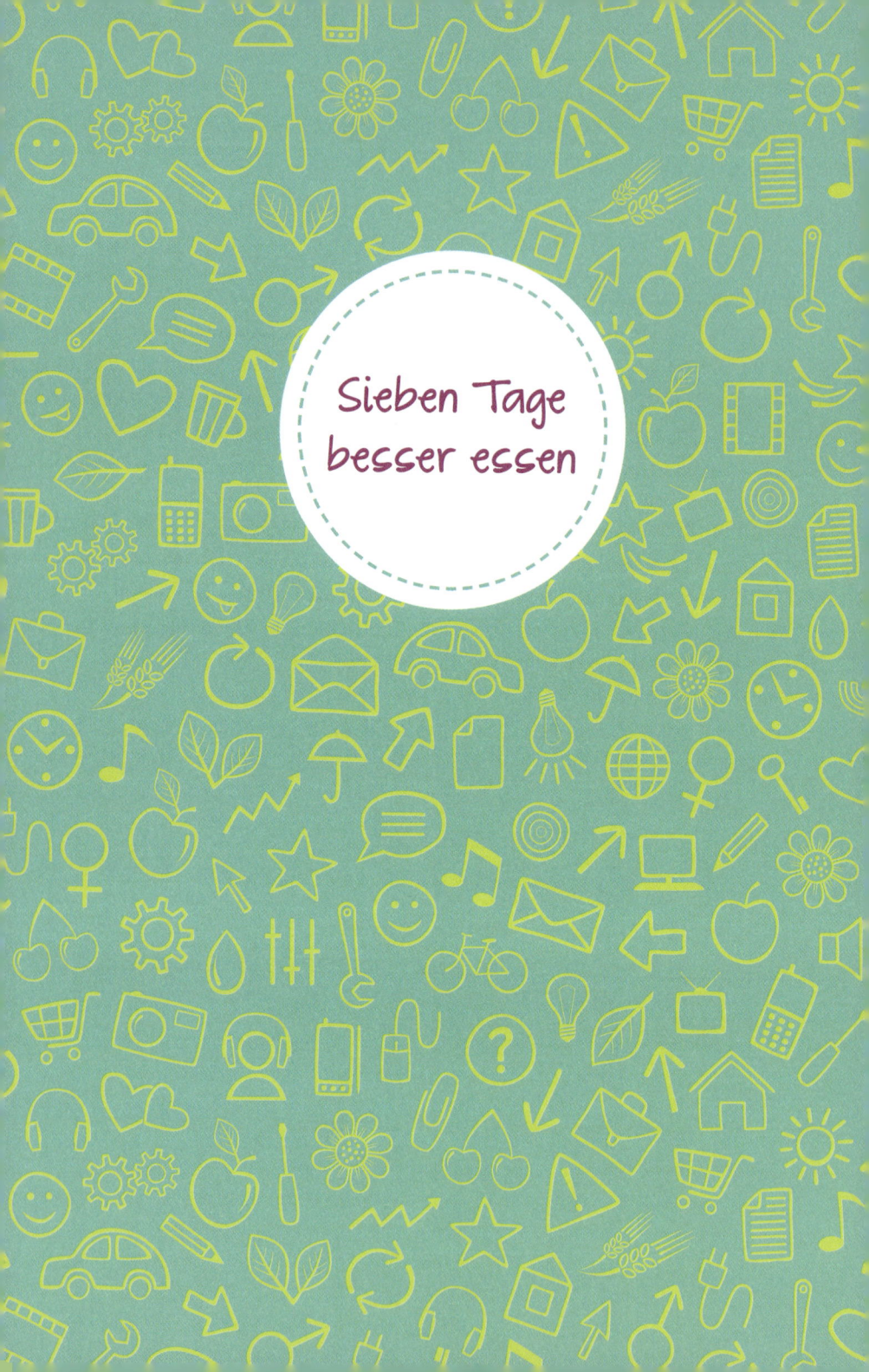

Sieben Tage
besser essen

Nachwort

Natürlich kann man seine Ernährung nicht in einer Woche vollkommen verändern. Doch darum geht es auch nicht. Sie haben sich dazu entschieden, besser zu essen. Diese Entscheidung können Sie immer wieder treffen, indem Sie täglich kleine Schritte in die richtige Richtung gehen. Jede noch so kleine Veränderung ist wichtig und hat letztendlich eine große Wirkung.

Ein besserer Umgang mit dem Essen wird Sie mit Wohlbefinden und Lebensfreude belohnen. Überfordern Sie sich dabei nicht und setzen Sie sich nicht unter Druck. Sie können dieses Buch immer wieder zur Hand nehmen und sich Inspiration und Hilfe holen, wenn Sie in alte Muster zurückfallen.

Doch vor allem: Seien Sie geduldig und mitfühlend mit sich und feiern Sie Ihre großen und kleinen Erfolge!

Literaturtipps

Albers, Susan: Eating Mindfully – How to End Mindless Eating & Enjoy a Balanced Relationship with Food, New Harbinger Publications, Oakland 2008.

Gola Dr., Ute: Das große GU Familien-Ernährungsbuch – Das Handbuch zur ausgewogenen und gesunden Ernährung, Gräfe und Unzer Verlag, München 2011.

Pollan, Michael: Lebens-Mittel – Eine Verteidigung gegen die industrielle Nahrung und den Diätenwahn, Goldmann Verlag, München 2009.

Pollan, Michael: Food Rules – An Eater's Manual, Penguin Group, New York 2009.

Somov, Pavel G.: Eating the moment – 141 Mindful Practices to Overcome Overeating One Meal at a Time, New Harbinger Publications, Oakland 2008.

Tischer, Martina: Braucht die Seele Apfelstrudel? – Gefühle essen mit – Wie man schlank und glücklich wird, Goldegg Verlag, Wien 2011.

Tischer, Martina: Was die Seele satt macht – Essen für Wohlgefühl und Selbstwert, Kreuz Verlag, Freiburg im Breisgau 2014.

Tischer, Martina: 100 Tage zuckerfrei – Ein Selbstexperiment – Nachmachen erlaubt, Goldegg Verlag, Wien 2014.